Tapeverbände
in der Sportmedizin

Hinweise zur Anlegetechnik von Tapeverbänden
zur Therapie und Prophylaxe von Verletzungen des
Haltungs- und Bewegungsapparates

Herausgegeben von der
PAUL HARTMANN AG
D-89522 Heidenheim

Redaktion: Klaus Preiss, München

Wissenschaftliche Beratung:
Prof. Dr. med. K. Steinbrück
Sportklinik Stuttgart – Bad Cannstatt

1. Auflage August 1993

ISBN 3-929870-03-7

gedruckt auf chlorfrei gebleichtem Papier

Inhaltsübersicht

Vorwort

Sportliche Betätigung ist heute nicht nur die alleinige Domäne engagierter Vereinssportler. Durch das wachsende Gesundheitsbewußtsein gewinnt der Breitensport in allen Bevölkerungsschichten und in allen Altersklassen immer mehr an Bedeutung.

Parallel mit der Zunahme sportlicher Aktivitäten der Freizeitsportler steigt auch die Verletzungsgefahr, die sich oft aus einer unzureichenden Vorbereitung ergibt. Verletzungen, die in der Vergangenheit fast ausschließlich bei Hochleistungssportlern anzutreffen waren, sind daher heute nicht nur auf einen sportlich vorbereiteten und trainierten Personenkreis beschränkt.

Diese Broschüre gibt einen Überblick und Anregungen, wie mit Tapeverbänden den häufigsten sportbedingten Verletzungen vorgebeugt werden kann. Außerdem wird aufgezeigt, bei welchen bereits bestehenden Erkrankungen und Schädigungen des Haltungs- und Bewegungsapparates der Tapeverband therapeutisch angezeigt ist.

Bei jedem vorgestellten Verband werden die Anwendungsgebiete und Gegenanzeigen beschrieben. Hinweise zur Lagerung des Patienten sowie Tips zur Auswahl der geeigneten Verbandstoffe runden das Bild ab.

In der Therapie der Kapsel-Band-Läsionen, bei bestimmten Muskelverletzungen und Überlastungsbeschwerden des aktiven Bewegungsapparates hat sich in den letzten Jahren verstärkt die Behandlung mit Tapeverbänden durchgesetzt. Diese Behandlung beruht auf der Erkenntnis, daß eine totale Ruhigstellung einer anatomischen Funktionseinheit auch nachteilig sein kann: So sind z.B. Muskelatrophie, Band-Kapsel-Schrumpfung, Knorpelschäden infolge Minderversorgung sowie verlangsamter Abbau und Abtransport von Stoffwechselprodukten durch Deaktivierung der physiologischen Muskelpumpe die Folge einer längerdauernden völligen Immobilisierung.

Ziel jeder Behandlung ist es, geschädigte Gelenke, Bänder, Sehnen und Muskeln möglichst zu entlasten und zu schonen, um ein optimales Therapieergebnis zu erzielen. Mit dem Tapeverband ist es bei entsprechenden Indikationen möglich, einerseits gezielt verletzte Strukturen zu entlasten und andererseits die Mobilität der nicht geschädigten Partien der Funktionseinheit weitgehend zu erhalten. Die Behandlung mit Tapeverbänden bietet sich überall dort an, wo ein Salben- oder leichter Stützverband eine zu geringe Entlastung bieten würde. „Taping" ist bei den Indikationen angezeigt, bei denen eine starke oder sogar totale Ruhigstellung, z.B. mittels Gilchrist- oder Gipsverband, nicht unbedingt erforderlich oder sogar unerwünscht ist.

Selbstverständlich kann ein Tapeverband einen notwendigen Gipsverband oder eine Operation nicht ersetzen. In vielen Fällen wird jedoch die Dauer der Ruhigstellung durch einen funktionellen Verband verkürzt werden. Für Leistungssportler bedeutet dies eine frühere Aufnahme des Aufbautrainings; der berufstätige Hobbysportler ist früher arbeitsfähig. In der gesamten Rehabilitationsphase stellt der Tapeverband in der Regel kein Hindernis für die begleitenden physiotherapeutischen Maßnahmen dar.

Nicht nur in der Therapie, sondern auch in der präventiven Sportmedizin hat sich der Tapeverband bestens bewährt. Gerade bei den wohl häufigsten Sportverletzungen, den Außenbandläsionen am oberen Sprunggelenk, stellt der Tapeverband eine sinnvolle vorbeugende Maßnahme dar. Aber auch andere Gelenke und Bänder lassen sich durch funktionelle Verbände vor Verletzungen schützen, insbesondere dann, wenn eine Disposition dafür vorliegt. Niemals sollte sich ein Sportler dazu verleiten lassen, bei einer nicht ausgeheilten Verletzung – trotz schützender oder entlastender Tapeverbände – ein extremes Training durchzuführen oder gar an Wettkämpfen teilzunehmen.

Das Anliegen dieser Publikation besteht darin, die häufigsten Tapeverbände vorzustellen, um damit den in der Praxis und Klinik tätigen Kollegen die Möglichkeiten zur Prophylaxe und Therapie zu eröffnen.

Prof. Dr. med. K. Steinbrück

Aufbau und Aufgaben des Tapeverbandes

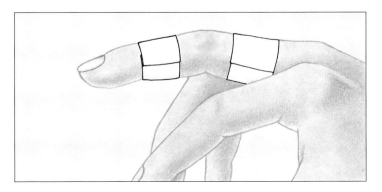

1. Anker

Die Anker markieren die Grenzen des Verbandes.
An ihnen werden die Zügel fixiert. An die Pflasterbinden
des Ankers werden besondere Anforderungen gestellt:
In erster Linie soll eine Pflasterbinde, die als Anker
dient, gut auf der Haut haften. Als Ankerstreifen werden
unelastische Pflasterbinden eingesetzt. Anker werden
semi-zirkulär oder zirkulär ohne Zug angelegt.

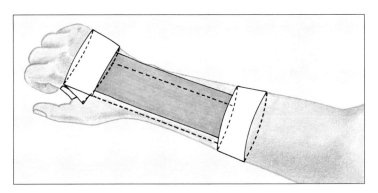

2. Zügel

Die Zügel sind die tragenden Elemente des Tapeverbandes, die mit ihren Enden an den Ankern fixiert sind.
Sie verlaufen meist parallel zu den verletzten Strukturen
und entgegen der Bewegung, die zur Verletzung führte.
Die Zügel entlasten Kapsel, Bänder und Sehnen;
sie können Bewegungen begrenzen und führen sowie
Muskel-Sehnen-Einheiten verkürzen.

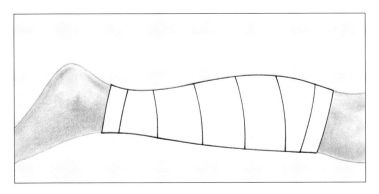

3. Unterzug

Der Unterzug bildet eine Schicht zwischen der Haut und den eigentlichen tragenden Segmenten des Verbandes, den Zügeln. Er dient primär als Hautschutz, kann aber durch entsprechende Anlegetechnik und durch Auswahl des geeigneten Materials zur weiteren Stabilität des Tapeverbandes beitragen.

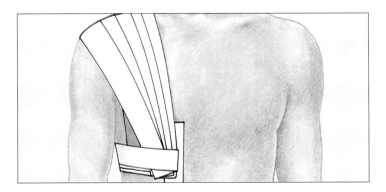

4. Verschalung

Die Verschalung ist die letzte Schicht des Tapeverbandes. Sie schließt den Verband ab und sorgt für eine gleichmäßige Kompression sowie Verklebung der einzelnen Verbandschichten untereinander. Verschalungsstreifen werden semi-zirkulär oder zirkulär meist unter Belastung (d.h. unter voller Muskelanspannung) angelegt.

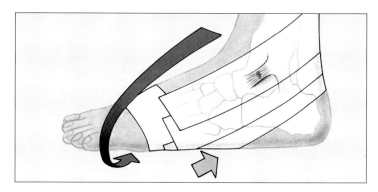

Tapeverbände zur Entlastung von Bändern

Die tragenden Zügel verlaufen meist parallel zu den
geschädigten Bändern und entgegen der Bewegung,
die zur Verletzung führte. Der rote Pfeil zeigt die
Bewegung, die zur Verletzung führte, der grüne Pfeil
zeigt die Anlegerichtung des Tapeverbandes.

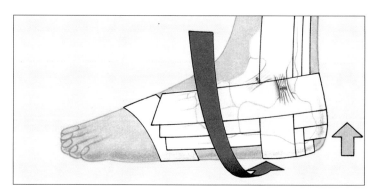

Tapeverbände zum Stützen eines Gelenkes oder dessen Kapsel nach diffusem Trauma

Die Zügel werden entgegen den Bewegungen angelegt,
die durch das betroffene Gelenk möglich sind, damit
dessen Beweglichkeit in allen Richtungen eingeschränkt
wird. Durch eine gleichmäßig angelegte Verschalung
wird eine Kompression und zusätzliche Stabilität des
Tapeverbandes erreicht.

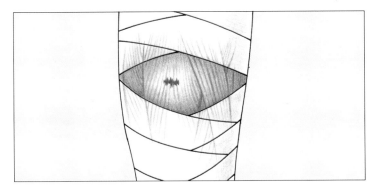

Tapeverbände bei Muskelverletzungen

Die gerissenen Muskelbündel werden durch diagonal verlaufende auf- bzw. absteigende Zügel wieder aufeinander gebracht. Das Anlegen der Zügel erfolgt unter vorsichtigem Zug, damit der Muskel zum Defekt hin verkürzt wird. Das Anlegen der Zügel erfolgt bei solchen Verbänden grundsätzlich nur semi-zirkulär; der Verband wird immer unter voller Belastung verschalt.

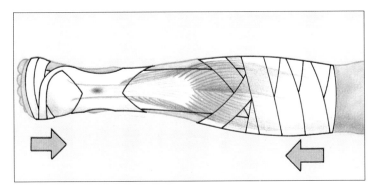

Tapeverbände zur Entlastung von Sehnen

Das Gelenk wird durch den Tapeverband in Richtung des entsprechenden Sehnenverlaufes in seiner Beweglichkeit eingeschränkt. Eventuell kann die Muskellänge zum Sehnenansatz, analog dem Muskelverband (in diesem Fall nur aufsteigendes bzw. absteigendes Tapen) zusätzlich verkürzt werden. Jede Sehne geht in einen Muskel über. Wird dieser Muskel zur Sehne hin verkürzt, verringert sich somit die Spannung der Sehne: Die Sehne wird entlastet.

Anwendungsgebiete und Gegenanzeigen

Anwendungsgebiete

Im Bereich der Bänder

- Überdehnungen mit Mikroeinrissen
- Teilrupturen bei erhaltener Gelenkstabilität
- postoperativ nach Bandnaht und Gipsabnahme
- nach Gipsabnahme konservativ behandelter Bandrupturen und Teilrupturen sowie knöcherne Bandausrisse
- Bandinsuffizienz infolger alter Verletzung oder permanenter Überlastung

Im Bereich der Gelenkkapseln

- Überdehnungen mit Mikroeinrissen
- Teileinrisse bei erhaltener Gelenkstabilität
- nach Immobilisation, z. B. bei reponierten Luxationen

Im Bereich der Muskeln

- Überdehnungen
- Muskelfaserbündelrisse (angesichts der Dicke einer Muskelfaser von 10–100 μm sollte man bei palpablen Defekten nicht von Faserrissen sprechen)
- kleinere Einrisse am Muskel-Sehnen-Übergang
- kleinere Fascieneinrisse

Im Bereich der Sehnen

- als Begleittherapie bei Peritenditis
- bei Reizungen nach Überlastung
- nach operativer Versorgung von Sehnenrupturen und anschließender Immobilisation
- Zerrungen
- Tendopathien

Gegenanzeigen

– komplette Bandrupturen
– Teilrupturen mit Gelenkinstabilität
– frische Verletzung mit ausgeprägtem Hämatom
– knöcherne Bandausrisse

– ausgedehnte Kapseleinrisse mit Gelenkinstabilität,
  z. B. nach Luxationen
– ausgeprägte Gelenkergüsse
– chondrale Ossifikation

– komplette Muskelrisse
– große Bündelrisse mit ausgeprägten Hämatomen
– Muskelquetschungen
– subfasciale Hämatome
– große Fascieneinrisse mit Muskelhernien
– Myositis ossificans progressiva
– Myogelosen
– Muskellogensyndrom (Kompartmentsyndrom)

– Sehnenrupturen
– ausgedehnte Teilrupturen
– Tendinitiden
– knöcherne Sehnenausrisse
– Infektionen, wie z. B. Sehnenscheidenphlegmone

Anwendungsgebiete

Im Bereich der Knochen

- Periostitis
- Fissuren an Metatarsaleknochen infolge
  Dauerüberlastung (sog. Marschfrakturen)

Anwendung von Tapeverbänden zur Prophylaxe

- bei zu erwartenden Belastungen des Bewegungsapparates (z.B. vor Training oder Wettkampf), besonders dann, wenn eine Disposition vorliegt (z.B. infolge alter Verletzung oder insuffizientem Kapsel-Band-
  Apparates)

Sonstige Anwendungsgebiete von Tapeverbänden

- Korrekturen von Fehlhaltungen, um Überlastungsbeschwerden zu verhindern (z.B. bei Senk- oder
  Spreizfuß)
- nach Traumata zur Erstversorgung bei entsprechender
  Indikation und in Verbindung mit anderen Maßnahmen der Ersten Hilfe, wie z.B. Kälteanwendungen
  oder Salbenverbänden

Gegenanzeigen

- Frakturen
- Luxationen
- Chondropathien (= Knorpelschäden)
- Infektionen

Sonstige Gegenanzeigen

Arthrose, Arthritis, Gicht, Morbus Osgood-Schlatter, ausgedehnte Schürfwunden, Infektionen im betroffenen Hautareal, tiefe Hautdefekte, ausgedehnte Schwellungen, Thrombosen.

Bei Thrombophlebitiden der oberflächlichen Venen sowie bei Varikosis ist ein Tapeverband eventuell in Verbindung mit einem Kompressionsverband möglich.

Höheres Lebensalter allein stellt keine Kontraindikation dar, jedoch sollte man bei älteren Personen Rücksicht auf die oft geringere Mobilität und auf das damit verbundene Unsicherheitsgefühl nehmen. Auch kann die Haut älterer Patienten empfindlicher reagieren als die Haut jüngerer Menschen (Cave: Pergamenthaut), so daß beim Anlegen stark klebender Verbände dieser Umstand unbedingt berücksichtigt werden muß.

Ausgeprägte Fettleibigkeit kann auch eine Gegenanzeige darstellen, da eine ausreichende Stabilisierung eines Gelenkes bzw. eines Gelenkteiles mit einem Tapeverband aufgrund der Verschiebbarkeit des Fettgewebes nicht möglich ist.

Unklare Diagnosen stellen in jedem Fall Gegenanzeigen dar, da Verletzungen, die einer totalen Ruhigstellung bedürfen, mit einem Tapeverband möglicherweise unsachgemäß behandelt werden.

Mit Ausnahme der Anwendung von Tapeverbänden als prophylaktische Maßnahme sollte also vor jedem Taping eine gesicherte Diagnose von einem Mediziner gestellt werden.

Richtiges Anlegen und Entfernen

Nach jedem Anlegen ist der Verband auf seine Funktion hin zu überprüfen.

Der Tapeverband ist korrekt angelegt, wenn …

Je intensiver die einzelnen Schichten des Tapeverbandes miteinander und mit der Haut verbunden bzw. verklebt sind, desto besser ist die Stabilität des Verbandes und damit die gewünschte Funktion.

Grundsätzlich ist bei Tape-verbänden darauf zu achten, daß das Anlegen des Ver-bandmaterials faltenfrei erfolgt.

Pflasterverbände sollten wegen der Gefahr von Ein-schnürungen nicht direkt von der Rolle appliziert werden. Die benötigte Länge des Verbandstreifens ist vorher von der Rolle abzuziehen und erst dann anzulegen.

– der Patient keine Schmerzen hat,
– die Haut distal des Verbandes gut durchblutet ist,
– der Verband unter Belastung nicht drückt oder einschnürt,
– der Patient keine Sensibilitätsstörungen verspürt,
– Bewegungen, die nicht bewußt eingeschränkt werden, weitgehend möglich sind,
– Bewegungen, die verhindert werden sollen, nicht oder nur erheblich eingeschränkt möglich sind,

… er seine Funktion erfüllt, ohne den Patienten zu gefährden oder zu schädigen.

Beim Entfernen eines Tapeverbandes ist darauf zu achten, daß die Schnittlinien nicht über Knochen- oder Sehnenvorsprünge laufen. Einfetten der Verbandschere, z.B. mit Vaseline, erleichtert das Gleiten zwischen Haut und Verband. Entfernen des Verbandes immer in Haar-wuchsrichtung (auch nach Rasur) bei gleichzeitigem Gegenspannen der Haut. Entfernen von Pflasterresten mit Wundbenzin, falls erforderlich Eincremen der Haut mit einer Hautlotion.

Anwendungsdauer

Die Anwendungsdauer hängt ab von der Art und Schwere der Verletzung sowie von den verwendeten Verbandstoffen.

Bei prophylaktischen Verbänden, die direkt auf die Haut appliziert werden, soll der Tapeverband nur für die Dauer des Trainings bzw. Wettkampfes seine Aufgaben erfüllen, also höchstens für einige Stunden.

Tapeverbände können letztlich so lange angelegt bleiben, wie sie ihre Funktion erfüllen und die Haut des Patienten nicht geschädigt wird.

Therapeutische Tapeverbände sind dagegen Langzeitverbände. Ihre Anwendungsdauer kann theoretisch bis zur Ausheilung der Verletzung andauern.

Tapeverbände lockern sich je nach Belastung, Art und Dauer von Bewegungen mehr oder weniger schnell. Durch Schwitzen und durch Abschilferung von Hornhautzellen geht die Klebekraft der Verbandstoffe nach einiger Zeit verloren. Solche gelockerten Verbände sollten dann bei Bedarf gewechselt werden. Vor einem routinemäßigen, zu häufigen Verbandwechsel muß allerdings auch gewarnt werden. Durch das oftmalige Abziehen stark klebender Verbände kann die Haut übermäßig beansprucht werden.

Die Angaben zur Anwendungsdauer in den Begleittexten der einzelnen Tapeverbände stellen nur grobe Richtwerte dar. Der Therapeut muß aufgrund der individuellen Situation entscheiden, wann ein erneuter Verbandwechsel angezeigt ist.

Unerwünschte Begleiterscheinungen, Ursachen und Abhilfe

Begleiterscheinungen

- periphere Ödeme; kalte, blasse Haut oder livide Verfärbung
- Sensibilitätsstörungen
- Spannungs- und Engegefühl im Verband
- Schmerzen

- Thrombophlebitiden

- Brennen, Schmerzen
- Juckreiz
- Sensibilitätsstörungen der Haut

mögliche Ursachen	Abhilfe
– zu eng angelegter Verband	– Verband entfernen und nach Abklingen der Begleiterscheinungen neuen Tapeverband anlegen
– venöse Abflußstauung	– Verband entfernen, eventuell großflächigen Kompressionsverband anlegen
– mechanische Irritation infolge zu starken Zuges einzelner Zügel – Überempfindlichkeit der Haut – Hautmazerationen	– Anker großflächig anlegen, Zug gleichmäßig verteilen – hypoallergenen Unterzug verwenden – Verband entfernen und nach Hautregeneration neuen Tapeverband anlegen

Grundsätzlich sollten alle unerwünschten Begleiterscheinungen, die mit einem Tapeverband in Zusammenhang stehen, ernst genommen werden. Selbstverständlich sollte jeder Patient über mögliche unerwünschte Begleiterscheinungen, über Komplikationen sowie über Verhaltensweisen aufgeklärt werden.

Geeignete Verbandstoffe für das Tapen

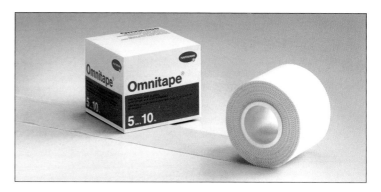

Omnitape®

Unelastisches, stark klebendes Pflasterband aus
100 % Zellwolle, einseitig mit einem Zinkoxid-Kautschuk-
Kleber beschichtet. Hohe Zugfestigkeit bei gleich-
zeitig guter Längs- und Querreißbarkeit. Durch gezackte
Kanten läßt sich das Tape mühelos von Hand abreißen.
Erhältlich in den Breiten 2 cm, 3,75 cm und 5 cm.

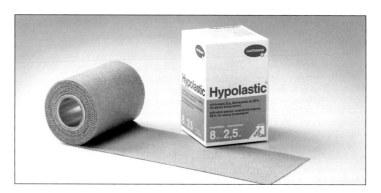

Hypolastic®

Einseitig mit hypoallergenem Polyacrylat-Kleber
beschichtete Pflasterbinde aus 100% Baumwolle. Dehnbarkeit von ca. 60%. Geeignet bei empfindlicher
Haut als Unterzug. Erhältlich in den Breiten 6 cm, 8 cm
und 10 cm.

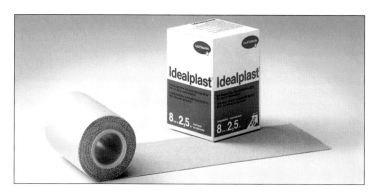

Idealplast®

Einseitig mit Zinkoxid-Kautschuk-Kleber beschichtete, längselastische Pflasterbinde aus 100% Baumwolle. Aufgrund hoher Klebekraft und einer geringen Dehnbarkeit von ca. 60% sehr gut für die Tapetechnik geeignet. Erhältlich in den Breiten 6 cm, 8 cm und 10 cm.

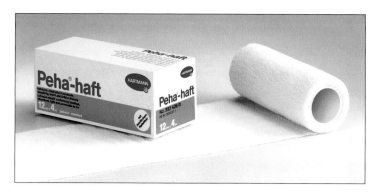

Sonstiges für Tapeverbände benötigtes Material:

Verbandschere, Wundbenzin zum Entfernen von Pflasterresten und zum Entfetten der Haut, falls dies erforderlich ist, Einmalrasierer, Hautlotion (Ö/W-Emulsion) zur Hautpflege nach der Verbandabnahme.

Peha®-haft

Dünne, kohäsive Fixierbinde mit hoher Längselastizität. Bei Patienten mit bekannter Pflasterallergie oder besonders empfindlich reagierender Haut ist Peha®-haft für bestimmte Tapeverbände als Unterzug geeignet. Erhältlich in den Breiten 4 cm, 6 cm, 8 cm, 10 cm und 12 cm.

Aufbewahrungshinweise

Kleber auf Kautschukbasis sind natürliche Produkte und unterliegen damit auch einem Alterungsprozeß. Bei trockener, vor Licht geschützter Lagerung und bei Zimmertemperatur bleibt ihre Klebekraft jahrelang erhalten. Ist die Außentemperatur zu niedrig, nimmt die Viskosität des Klebers ab, schlechtere Haftung ist die Folge. Durch Wärmezufuhr, z. B. durch die Körpertemperatur, ist dieser Vorgang jedoch wieder rückgängig zu machen.

Zu hohe Temperaturen, wie z. B. an extrem heißen Sommertagen, lassen den Kleber flüssig werden, so daß er in das Trägermaterial eindringt. Hierdurch geht die Klebekraft unwiederbringlich verloren.

Materialvorräte von Verbandstoffen mit Klebebeschichtung sind deshalb am besten in der Originalverpackung an einem kühlen, trockenen Ort zu lagern.

Verarbeitungstips

Pflasterbinden mit gezackten Kanten lassen sich mühelos von Hand abreißen. Ebenso problemlos kann in Längsrichtung gerissen werden, so daß immer ein zügiges Arbeiten möglich ist.

Omnitape ist hervorragend längs- und querreißbar. Der Einsatz einer Schere zum Anlegen des Verbandes mit Omnitape erübrigt sich somit. Wenn folgende Tips beachtet werden, kann eine Pflasterrolle bis zum letzten Rest optimal verarbeitet werden:

Die Pflasterrolle wird auf den Mittelfinger gesteckt, das Pflaster zwischen Daumen und Zeigefinger geführt, während die andere Hand das Band abrollt. Durchgerissen wird zwischen beiden Zeigefingern und beiden Daumen, wobei sich die Finger fast berühren. Die Rolle kann somit während des ganzen Arbeitsvorganges in der Hand bleiben. Dabei sollte man es unbedingt vermeiden, die Taperolle, z.B. durch falsches Abreißen, zu komprimieren. Durch wiederholten Druck würden die tieferen Schichten so stark miteinander verkleben, daß sich das Verbandmaterial nur noch sehr schwer von der Rolle ziehen ließe und ein Großteil der Klebekraft verloren ginge.

Um Idealplast- und Hypolastic-Binden der Länge nach zu schlitzen, sind die Binden an der gewünschten Stelle der Breitseite kurz einzuschneiden und die Enden zügig auseinanderzureißen.

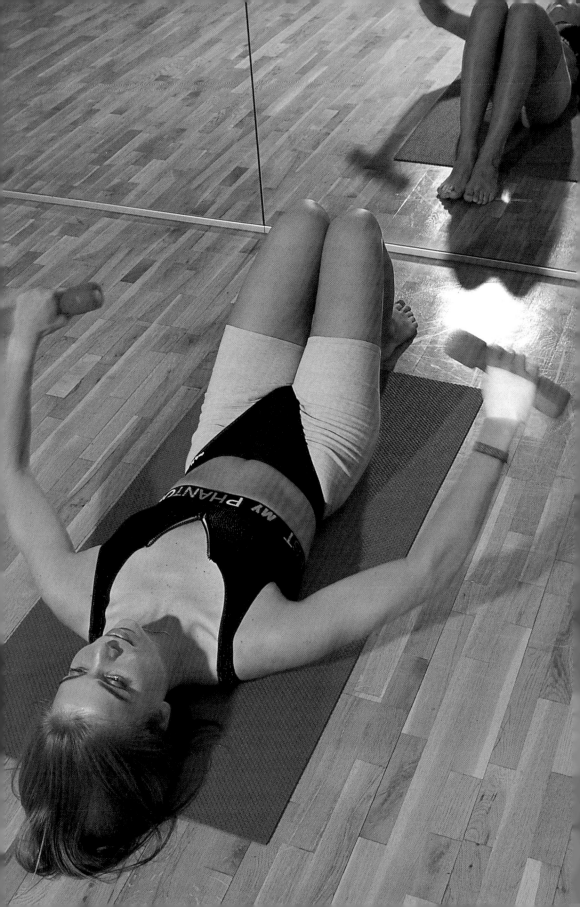

Tapeverband für das Daumengrundgelenk

Anwendungsgebiete

- Zerrung, Überdehnung des Kapsel-Band-Apparates
- Kontusion, Hyperextensionstrauma des Daumengrund-gelenkes
- im Anschluß an eine Immobilisation nach Teilruptur oder nach einer operativ versorgten Ruptur des Ulnar-bandes (Skidaumen)

Gegenanzeigen

- frische, komplette Bandrupturen mit ausgedehnten Hämatomen
- knöcherne Bandausrisse
- großflächige, offene Wunden
- Infektionen
- Frakturen, Fissuren, Luxationen
- Sehnen- und/oder Nervenverletzungen
- Quetschungen
- ausgedehnte Ödeme

Anwendungshinweise

Alle Anker und Zügel sowie Verschalungen sind ohne Zug anzulegen. Wenn aus Stabilitätsgründen bestimmte Zügel unter leichtem Zug angelegt werden müssen, wird hierauf in den Bildlegenden gesondert hingewiesen.

Dieser Tapeverband kann bei entsprechender Indikation mit dem Tapeverband für den Unterarm kombiniert werden.

Sorgfältige Durchblutungs- und Sensibilitätskontrolle ist erforderlich. Aus diesem Grund sollte immer ein Teil des Nagelbettes frei bleiben. Bei weiblichen Patienten gegebenenfalls Nagellack entfernen.

Anwendungsdauer

Je nach Lockerung und Verschmutzung des Tapeverbandes erfolgt ein Wechsel alle 3 bis 6 Tage.

Hinweise

Der Verband ist korrekt angelegt, wenn:

- keine Verfärbung im Nagelbett erfolgt (Durchblutungsstörung),
- keine Sensibilitätsstörungen auftreten,
- die aktive Abduktion im Vergleich zur Gegenseite
  deutlich eingeschränkt ist,
- der Spitzgriff (Halten eines Stiftes in Schreibstellung)
  möglich ist,
- das passive Aufklappen des Daumengrundgelenkes
  nach radial/volar nicht oder nur minimal möglich ist.

Verbandmaterial

Omnitape 3,75 cm breit; bei zierlichen Händen 2 cm
breit. Bei bekannter Überempfindlichkeit gegenüber
Pflasterklebern oder empfindlicher Haut Hypolastic 6 cm
breit als Unterzug.

Vorbereitung

Reinigen der Haut mit Wasser und Seife, falls erforderlich
Entfetten mit Wundbenzin. Bei starkem Haarwuchs Rasur
des Handrückens bis zum Handgelenk.

Anlegen des Verbandes in physiologischer Mittelstellung
der Hand (leichte Dorsalextension). Daumen und
Radius bilden eine Gerade, alle Fingergelenke sind leicht
gebeugt. Auf schmerzfreie Gelenkstellung ist zu achten.
Zweckmäßigerweise stützt der Patient den Ellbogen
auf einem Tisch o. ä. ab. Der Patient hält während des
gesamten Anlegevorgangs diese Stellung unverändert.

Nebenwirkungen

Überempfindlichkeitsreaktionen (starker Juckreiz), Haut-
mazerationen (bei naß gewordenen Verbänden oder
starkem Schwitzen), Schäden an Nerven und Gefäßen
durch zu eng angelegte Verbände.

Hinweise für Patienten

Aufklärung des Patienten über Gefahren und Komplikationen, Vermeidung von Betätigungen, bei denen
eine starke Greifkraft erforderlich ist, wie z. B. Tennis-
spielen. Ansonsten ist eine uneingeschränkte Benutzung
der Hand innerhalb der Schmerzgrenze möglich.

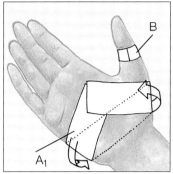

1 *Anker A1 von Metacapale II palmar entlang der Beugefalte über Metacapale-V-Köpfchen nach dorsal, das MC I und den Daumenballen umfassend, zum Ausgangspunkt zurück.*

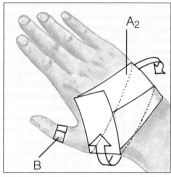

2 *Anker A2 analog von dorsal über MC V, das MC I umfassend, nach dorsal zum MC II-Köpfchen. Anker B: zwei ca. 1 cm breite Streifen proximal des Daumenendgelenkes; semi-zirkulär.*

Zügel 2 unter leichtem Zug anbringen.

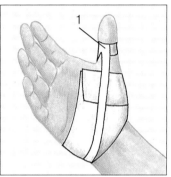

3 *Zügel 1 längs geschlitzt an der Ulnarseite von Anker B zu Anker A, je ein Ende nach dorsal und palmar.*

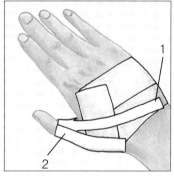

4 *Zügel 2 radialseitig von Anker B nach Anker A. Sichern der Enden mit je einem kurzen Streifen. Diese Zügel aus 3,75 cm breitem Tape unter leichtem Zug anlegen.*

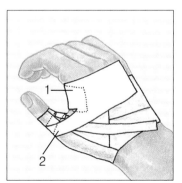

5 *3,75 cm breiter Zügel längs geschlitzt, dorsal von MC V; Zügel 1 nach palmar zu Anker A; Zügel 2, das Grundglied umfassend, nach Anker B. Sichern der Enden mit je einem Streifen.*

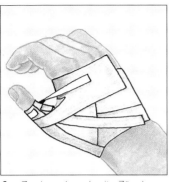

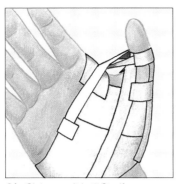

6 a *Zwei ca. 1 cm breite Zügel von Anker B, sich zwischen Grundglied und MC II kreuzend und um 180° in sich gedreht, nach Anker A.*

6 b *Sichern mit je 2 Streifen.*

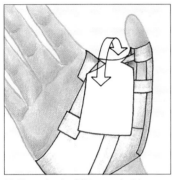

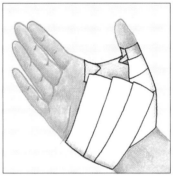

Verschalung semi-zirkulär anbringen.

7 *Einen in der Mitte von beiden Seiten geschlitzten, 3,75 cm breiten Zügel senkrecht über den gekreuzten Zügel von Anker A dorsal nach Anker A palmar anlegen.*

8 *Anbringen der Verschalung semi-zirkulär von dorsal und palmar, wahlweise aus Omnitape 2 cm oder 3,75 cm.*

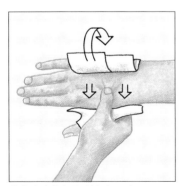

Bei Verbandabnahme Haarwuchsrichtung beachten.

9 *Schnittlinie bei Verbandabnahme, Abziehen des Verbandes in Haarwuchsrichtung von dorsal nach palmar.*

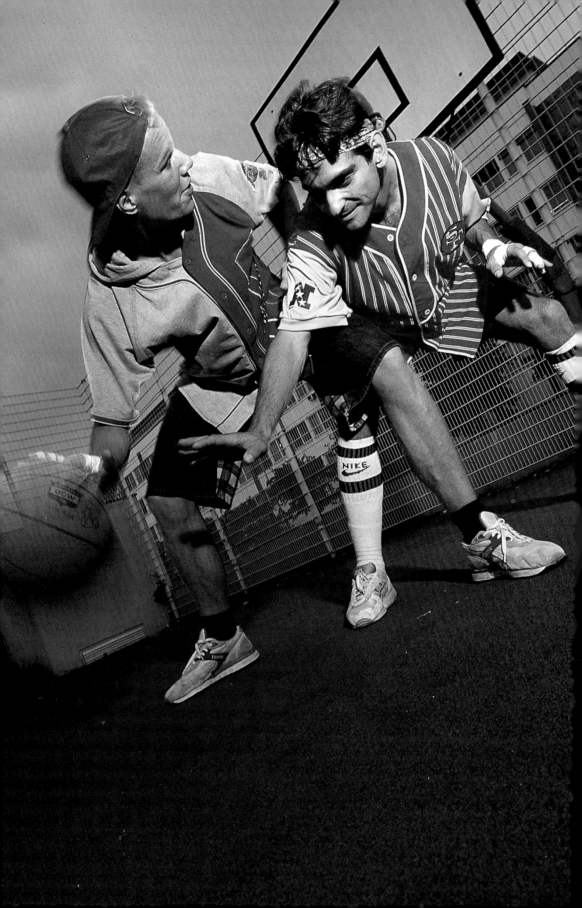

Langfinger-Tapeverband A

Anwendungsgebiete

– Distorsion
– Kontusion
– kleine Kapseleinrisse
– Hyperextensionstrauma des Fingergrundgelenkes
– präventiv zur Vermeidung von Hyperextension

Gegenanzeigen

– Frakturen
– Luxationen
– Sehnenverletzungen
– Gicht
– Ödeme

Anwendungshinweise

Keine zirkulären Touren bei ausschließlicher Verwendung
von Omnitape. Verschalung der Hand kann alternativ
mit Idealplast oder Hypolastic zirkulär erfolgen. Keinen
Unterzug anbringen. Der Verband kann wahlweise
nur das Grundgelenk oder auch das Mittel- und sogar
das Endgelenk mit einbeziehen. Das Beispiel zeigt
einen Verband, der auch das Endgelenk umfaßt. In jedem
Fall werden alle Anker und Zügel ohne Zug angelegt.
Sorgfältige Durchblutungs- und Sensibilitätskontrolle ist
erforderlich. Aus diesem Grund sollte immer ein Teil
des Nagelbettes frei bleiben. Bei weiblichen Patienten
gegebenenfalls Nagellack entfernen.

Anwendungsdauer

Therapeutische Verbände einige Tage (ca. 2 bis 5 Tage);
prophylaktische Verbände so kurz wie möglich.

Hinweise

Der Verband ist korrekt angelegt, wenn:

– keine Durchblutungs- und Sensibilitätsstörungen auftreten,
– eine aktive Streckung des Fingers über die
  gewünschte Begrenzung der Beweglichkeit hinaus
  nicht möglich ist.

Verbandmaterial

Omnitape 2 cm und 3,75 cm breit, eventuell Hypolastic
oder Idealplast, jeweils 6 cm breit.

Vorbereitung

Reinigung der Haut mit üblichen Mitteln, falls erforderlich
Entfetten mit Wundbenzin. Rasur des Finger- und Hand-
rückens, wenn nötig. Der Patient hält die Hand und die
Finger in Funktionsstellung (siehe Tapeverbände für das
Daumengrundgelenk und für den Unterarm).

Nebenwirkungen

Sogenannte Fensterödeme, Durchblutungsstörungen,
Nervenläsionen infolge starker Kompression.

Hinweise für Patienten

Ausführliche Aufklärung über Gefahren und Risiken;
erste Kontrolle der Durchblutung 10 bis 15 Minuten nach
Anlegen des Tapeverbandes (Nagelbettverfärbung).

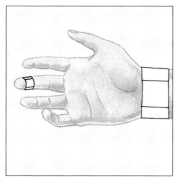

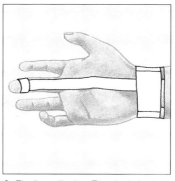

Anker semi-zirkulär anlegen.

1 Anlegen der Anker: proximal des Handgelenkes distal, je nach gewünschter Ausdehnung des Verbandes entweder am Grund-, Mittel- oder Endglied aus ca. 1 cm breiten Streifen. Alle Anker werden semi-zirkulär angelegt.

2 Ein 2 cm breiter Zügel wird volar von Anker zu Anker angelegt. Gewünschte Fingerstellung dabei nicht verändern. Die Enden mit Tapestreifen sichern.

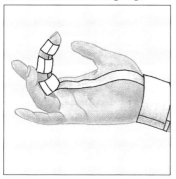

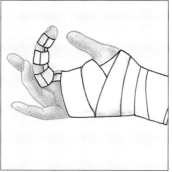

Beugefalten nicht mit Sicherungsstreifen überkleben; Durchblutung nach Anlegen des Tapeverbandes überprüfen.

3 Der Zügel wird unmittelbar vor und nach einer Beugefalte des Fingers jeweils mit einem kleinen, semi-zirkulären Streifen fixiert. Statt dessen kann auch ein 2 cm breiter Streifen – wie hier gezeigt – verwendet werden, die Beugefalten dürfen mit diesen Sicherungsstreifen jedoch nicht überklebt werden.

4 Fixierung des Zügels in der Hohlhand mit 3,75 cm breitem Omnitape semi-zirkulär. Alternativ zirkuläres Wickeln der Hand von der Beugefalte bis zum proximalen Anker mit Idealplast oder Hypolastic 6 cm breit.

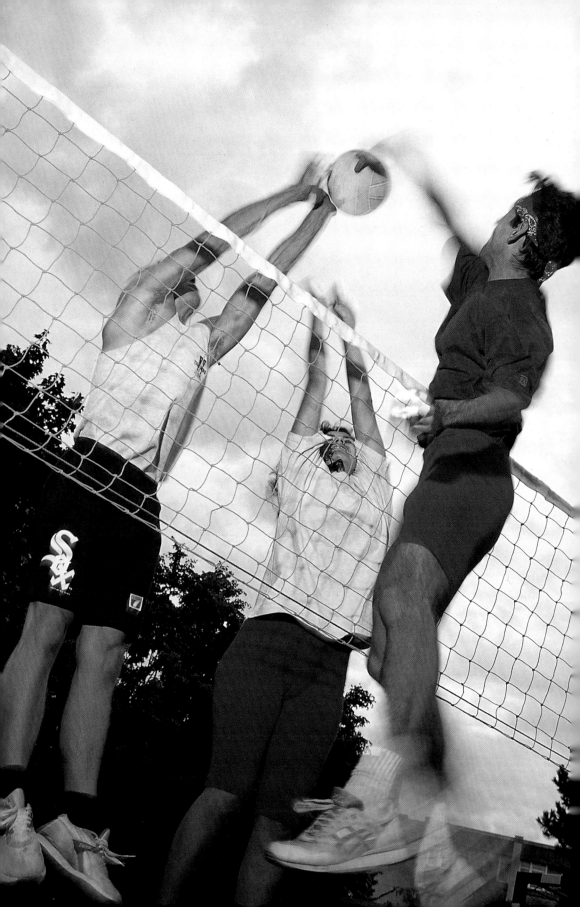

Langfinger-Tapeverband B

Anwendungsgebiete

– Kontusion, Distorsion des Mittelgelenkes, eventuell mit
  Überdehnung der Seitenbänder
– kleine Kapsel-Band-Einrisse
– im Anschluß an eine Immobilisation, z. B. nach Luxation

Gegenanzeigen

– Frakturen
– Luxationen
– komplette Kapsel-Band-Rupturen
– Sehnenverletzungen
– Gicht
– offene Wunden
– Ödeme
– Hämatome

Anwendungshinweise

Alle Anker und Zügel sind semi-zirkulär und ohne
Zug anzulegen. Auf Faltenfreiheit achten. Einschränkung
der Beweglichkeit in allen Richtungen. Sorgfältige
Durchblutungs- und Sensibilitätskontrolle ist erforderlich.
Aus diesem Grund sollte immer ein Teil des Nagelbettes frei bleiben. Bei weiblichen Patienten gegebenenfalls Nagellack entfernen.

Anwendungsdauer

2 bis 4 Tage, je nach Befund.

Hinweise

Der Verband ist korrekt angelegt, wenn:

– keine Durchblutungs- oder Sensibilitätsstörungen auftreten,
– die aktive Beweglichkeit deutlich eingeschränkt ist.

Verbandmaterial

Omnitape 2 cm breit.

Vorbereitung

Der Patient hält die Hand in physiologischer Mittelstellung und den betreffenden Finger innerhalb des
schmerzfreien Bereiches leicht gekrümmt. Kontrolle der
Durchblutung (Nagelbett) 10–15 Minuten nach Anlegen
des Verbandes.

Nebenwirkungen

Durchblutungs- und Sensibilitätsstörungen (sehr zarte
Gefäße und Nerven, die schon durch geringen
Druck verschlossen bzw. komprimiert werden können!);
Fensterödem über dem Mittelgelenk.

Hinweise für Patienten

Ausführliche Aufklärung über Risiken und Komplikationen, Vermeidung von Betätigungen, die ein erneutes
Trauma hervorrufen können. Bei den geringsten Anzeichen von Komplikationen ist der Verband sofort, gegebenenfalls durch den Patienten selbst, zu entfernen. Der
Patient muß hierzu entsprechend unterwiesen werden.
Nachfolgende Kontrolle durch den Therapeuten ist unbedingt erforderlich.

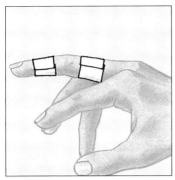

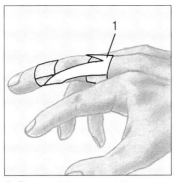

Ankerstreifen semi-zirkulär und ohne Zug anbringen.

1 Ankertouren semi-zirkulär um Grund- und Mittelgelenk. Bei kurzen Fingern 2 cm breites Tape, falls erforderlich, halbieren.

2 Einen weit längsgeschlitzten Zügel (1) auf der Dorsalseite am proximalen Anker ansetzen. Je ein Ende medial bzw. lateral um das Mittelgelenk führen und auf der palmaren Seite des distalen Ankers befestigen.

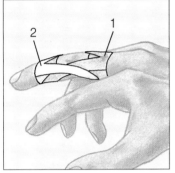

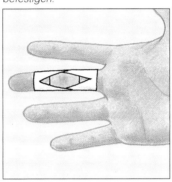

3 Analog dazu verläuft der Zügel 2 von distal nach proximal. Palmar werden ebenfalls, spiegelverkehrt zu dorsal, geschlitzte Zügel angebracht.

4 Ansicht von palmar, alle Zügel sind angebracht.

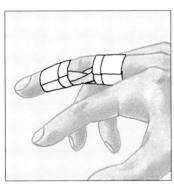

Gelenkfalten nicht verschalen; Durchblutung nach Verschalung überprüfen.

5 Schmale semi-zirkuläre Verschalungsstreifen anbringen, dabei Gelenkfalten frei lassen.

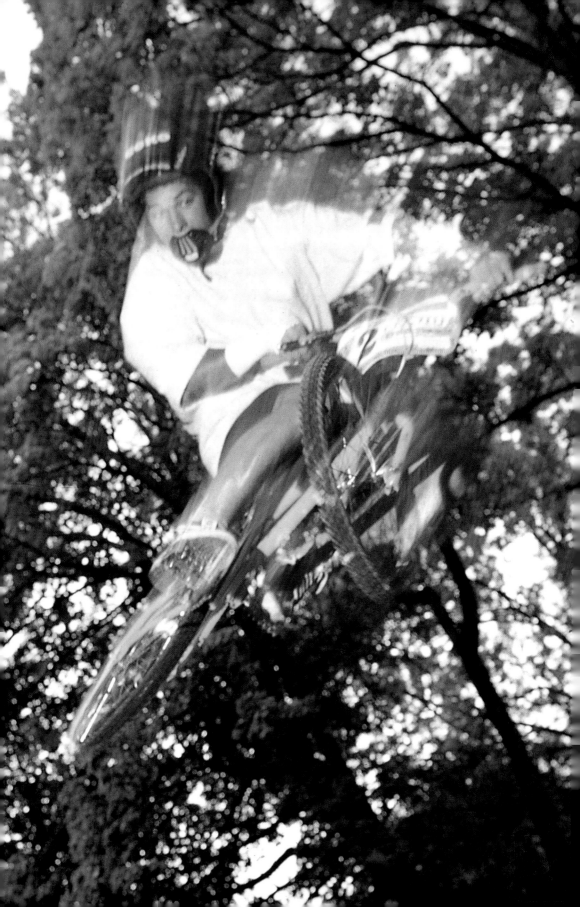

Tapeverband für den Unterarm bzw. für das Handgelenk

Anwendungsgebiete

– Distorsion, Kontusion
– Zerrung der radialen und ulnaren Bänder am Handgelenk
– Überlastungsbeschwerden
– bei entsprechender Indikation auch mit dem Tapeverband für das Daumengrundgelenk kombinierbar

Gegenanzeigen

– Frakturen
– Luxationen (auch der Handwurzelknochen)
– Sehnenverletzungen
– offene Wunden
– ausgeprägte Hämatome

Anwendungshinweise

Bei diesem Verband werden keine zirkulären Anker und Zügel sowie Verschalungen von Omnitape angelegt. Die Beugefalte der Handinnenfläche muß frei bleiben. Wird eine stärkere Einschränkung der Beweglichkeit gewünscht, können alle Zügel aus Omnitape angelegt werden. Auch eine Kombination beider Materialien ist möglich. Dies bedeutet eine fast vollständige Immobilisation. Bei Anwendung als prophylaktischer Verband direkt auf die Haut tapen. Der Verband fällt hier kürzer aus, um größtmögliche Beweglichkeit zu erhalten. Ausschließliche Verwendung von Omnitape. Bei therapeutischen Indikationen kann die Verschalung alternativ mit Idealplast oder Hypolastic zirkulär sowie mit Omnitape semi-zirkulär erfolgen.

Anwendungsdauer

Als therapeutischer Verband einige Tage. Kontrollen der Durchblutung und Sensibilität erfolgen in kurzen Abständen. Bei ersten Anzeichen von Störungen Verband sofort entfernen. Tapeverband zur Prävention nur für die Dauer der Belastung anlegen.

Hinweise

Der Verband ist korrekt angelegt, wenn:

- keine Durchblutungs- oder Sensibilitätsstörungen auftreten,
- die Beweglichkeit aller Finger uneingeschränkt erhalten ist,
- die physiologische Mittelstellung (Funktionsstellung) im Handgelenk bei Entspannung beibehalten wird.

Verbandmaterial

Hypolastic oder – bei geringen Einbußen in der Stabilität – Peha-haft jeweils 6 cm breit. Idealplast 6 cm oder 8 cm breit, Omnitape 3,75 cm breit.

Vorbereitung

Reinigen der Haut mit herkömmlichen Mitteln, gegebenenfalls Rasur (bei Verwendung von Peha-haft als Unterzug ist keine Rasur erforderlich). Der Patient stützt seine Ellbogen auf einer festen Unterlage ab und hält die Hand aktiv während des gesamten Anlegevorgangs in Funktionsstellung (leichte Dorsalextension; Verlängerung der Daumenachse sowie die Achse des Mittelfingers bilden mit dem Radius eine Gerade).

Nebenwirkungen

Anschwellen der Finger infolge Abflußstauung, Sensibilitätsstörungen („Kribbeln", „Taubheit", „Pelzigkeit") in den Fingern infolge Nervenkompression.

Hinweise für Patienten

Grundsätzlich ist bei allen Verbänden der oberen Extremität der Verband bei den geringsten Anzeichen von Komplikationen sofort zu entfernen und gegebenenfalls nach Abklingen der Symptome neu anzulegen. Der Patient ist besonders gewissenhaft und ausführlich aufzuklären.

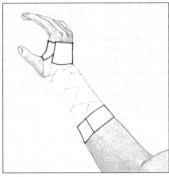

1 Anwickeln des Unterzuges und Anbringen der Anker. Proximal etwa in Unterarmmitte, distal auf der Dorsalseite bis zu den Grundgelenken, in der Handfläche nur bis zur Beugefalte, jeweils semizirkulär.

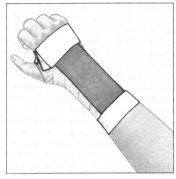

2 Der erste Zügel aus Idealplast verläuft auf der Dorsalseite. Ein Ende wird am distalen Anker befestigt. Das andere Ende wird unter dosiertem Zug am proximalen Anker angeheftet. Erst dann wird der Zügel anmodelliert.

Material der Zügel bei prophylaktischen Tapeverbänden ändern.

Bei prophylaktischen Verbänden ausschließlich Omnitape verwenden.

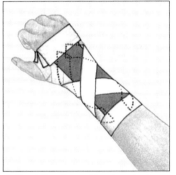

3 Zwei Omnitape-Zügel verlaufen spiralförmig vom proximalen zum distalen Anker, wobei sie sich proximal vom Handgelenk überkreuzen.

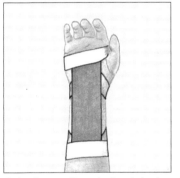

4 Analog zur Dorsalseite wird volar ein Idealplast-Zügel angebracht. Dieser sowie der dorsale Zügel werden alternativ aus 3–4 parallel verlaufenden Omnitape-Streifen ersetzt, falls ein vorbeugender Verband angelegt werden soll.

Beweglichkeit und Durchblutung der Finger nach Verschalung überprüfen.

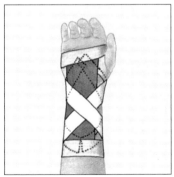

5 Anlegen der beiden Omnitape-Zügel analog zur Gegenseite.

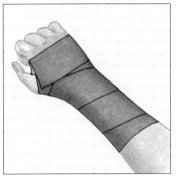

6 Anbringen der Verschalung aus Omnitape semi-zirkulär, alternativ aus Hypolastic oder Idealplast zirkulär; prüfen der Beweglichkeit und Durchblutung der Finger (Nagelbettverfärbung im Vergleich zur Gegenseite?).

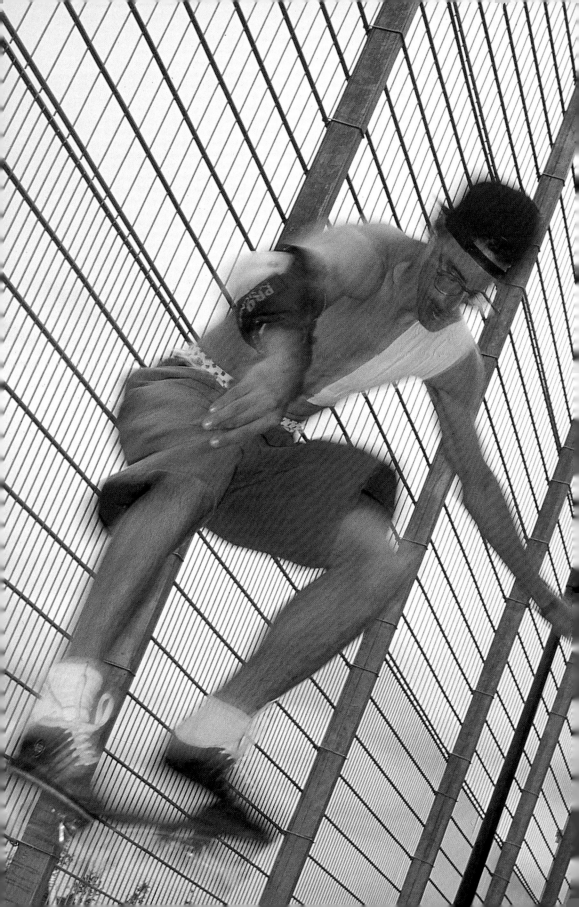

Tapeverband
bei Verletzungen
des Schultereckgelenkes

Anwendungsgebiete

– Zerrung oder Überdehnung des Akromioklavikular-
  Gelenkes
– Einrisse der Kapsel und Bänder des Akromioklavikular-
  Gelenkes, höchstens bis Tossy II

Gegenanzeigen

– Frakturen, Luxationen
– Entzündungen im Bereich des Schultergelenkes
– komplette Zerreißung aller Bänder des AC-Gelenkes
  (Tossy III)
– Schulter-Arm-Syndrom
– Sehnenabrisse

Anwendungshinweise

Sämtliche längsverlaufende Zügel werden unter starkem
Zug angelegt. Den ganzen Verband möglichst großflächig und unter gleichmäßigem Zug anlegen, damit
Hautirritationen oder Spannungsblasen vermieden
werden. Bei Frauen ist das Anlegen oft problematisch;
man kann versuchen, die Brust der betreffenden
Seite mit hautfreundlichen Materialien abzudecken (z.B.
ES-Kompressen). Wo dies aufgrund der Anatomie nicht
ausreicht, müssen die Zügel großflächig um die Brust
herum angelegt und weiter unten befestigt werden. Eine
zu starke Kompression oder Abschnürung des Brust-
gewebes ist unbedingt zu vermeiden. Auch bei Männern
wird die Mammille abgedeckt, wenn darüber getapt
werden soll.

Anwendungsdauer

Je nach Lockerung des Tapeverbandes ca. 3 bis 5 Tage.
Regelmäßige Hautkontrollen erforderlich.

Hinweise

Der Verband ist korrekt angelegt, wenn:

– der Patient bei normalen Bewegungen keine
  Schmerzen hat,
– keinerlei Sensibilitätsstörungen auftreten,
– keine Anzeichen einer zu starken Spannung der Haut
  auftreten (Brennen, Juckreiz).

Verbandmaterial

Omnitape 3,75 cm breit oder bei besonders kräftigen,
korpulenten Patienten Omnitape 5 cm breit;
Idealplast 8 cm oder 10 cm breit; bei empfindlicher Haut
Hypolastic (mit Einbußen in der Stabilität) 8 cm
oder 10 cm breit. Kleines Stück Schaumstoff; einige
ES-Kompressen 10 x 10 cm.

Vorbereitung

Der Verband wird am sitzenden Patienten angelegt.
Den betreffenden Arm ca. 70° abduzieren; zweckmäßigerweise gibt man dem Patienten einen Stock o.ä. zum
Abstützen in die Hand. Rasur der Haut bei starkem Haarwuchs. Abdecken der Mammille mit ES-Kompressen
o.ä., Polstern der Knochenvorsprünge im Schulter-
bereich mit Schaumstoff.

Nebenwirkungen

Hautschäden infolge zu starken Zuges. Druckstellen
über den Knochenvorsprüngen der Schulter infolge
mangelnder Polsterung. Ventilationsstörung der betreffenden Lunge bei zu starkem Zug der querverlaufenden Streifen. Cave: Pneumoniegefahr!

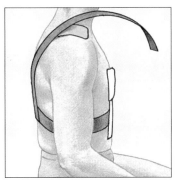

1 Anlegen eines Ankerstreifens von der Brustbeinspitze bis zur Wirbelsäule. Polstern der Knochenvorsprünge. Der erste Zügel verläuft von dorsal unter starkem Zug nach ventral. Der Sicherungsstreifen verläuft parallel zum Anker.

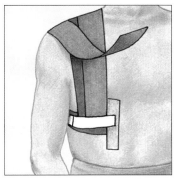

2 Zwei weitere Zügel verlaufen jeweils um ca. 1/2 Bandbreite versetzt. Analog dazu verlaufen die Sicherungsstreifen parallel zum Anker, auch um 1/2 Bandbreite versetzt, semi-zirkulär um den Thorax.

Knochenvorsprünge polstern und Mammille abdecken; Anker ohne Zug anlegen; Zügel unter starkem Zug anbringen; horizontale Sicherungsstreifen ohne Zug anlegen.

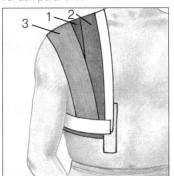

3 Zügel und Sicherungsstreifen sind alle angebracht.

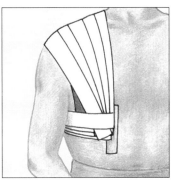

4 Die Verschalungstouren verlaufen alle analog zu den Zügeln, sich vorne und hinten dachziegelförmig überlappend. Zur Erhöhung der Kompression können die vertikalen Streifen auch unter mäßigem Zug angelegt werden. Die horizontalen Streifen können bei Spannungsgefühl oder Atemnot entfallen.

Bei Spannungsgefühl oder Atemnot entfallen die horizontalen Verschalungsstreifen.

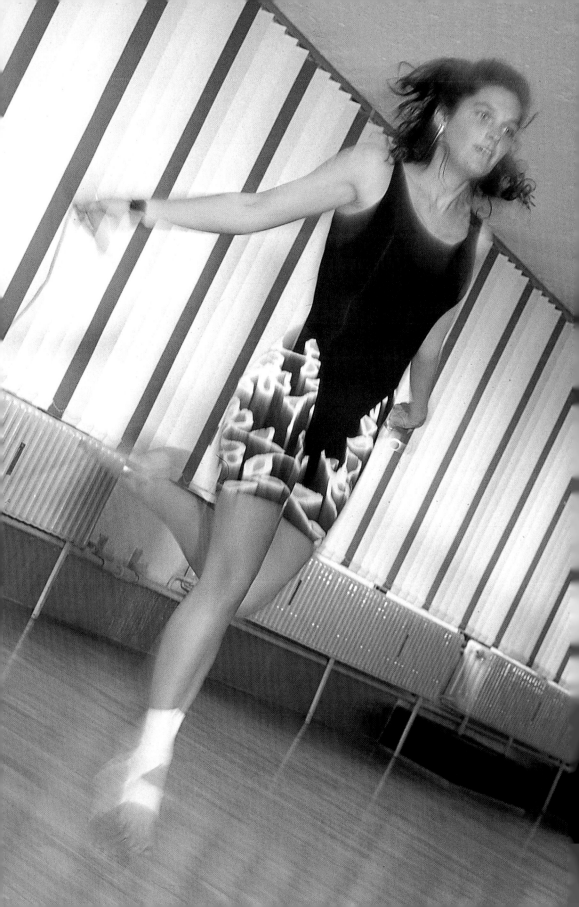

Tapeverband zur Stabilisierung der Syndesmose

Anwendungsgebiete

– Zerrung der Syndesmose bei Verletzungen des oberen
  Sprunggelenkes
– zusätzliche Stabilisierung von Sprunggelenks-
  Tapeverbänden

Anwendungshinweise

Anlegen ohne Zug! Nur in Verbindung mit einem
Tapeverband der Sprunggelenke. Immer als letzte Tour
über der Verschalung anlegen.

Anwendungsdauer

Entsprechend der Verbände, die zusammen mit diesem
Tapeverband angelegt werden.

Verbandmaterial

Omnitape 3,75 cm breit.

Nebenwirkungen

Gefahr von Abschnürungen durch Anlegen unter Zug.

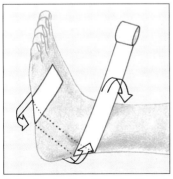 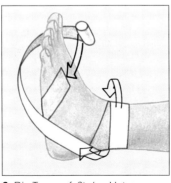

*Tour am Ausgangspunkt
beenden.*

*1 Beginn der Tour über den Grund-
gelenken der Metatarsale. Sie umfaßt das Fersenbein von medial und
verläuft in Richtung Tibiakante.*

*2 Die Tour umfaßt den Unter-
schenkel oberhalb des Sprunggelenkes 1 1/2 mal und zieht,
über die Achillessehne laufend,
nach plantar.*

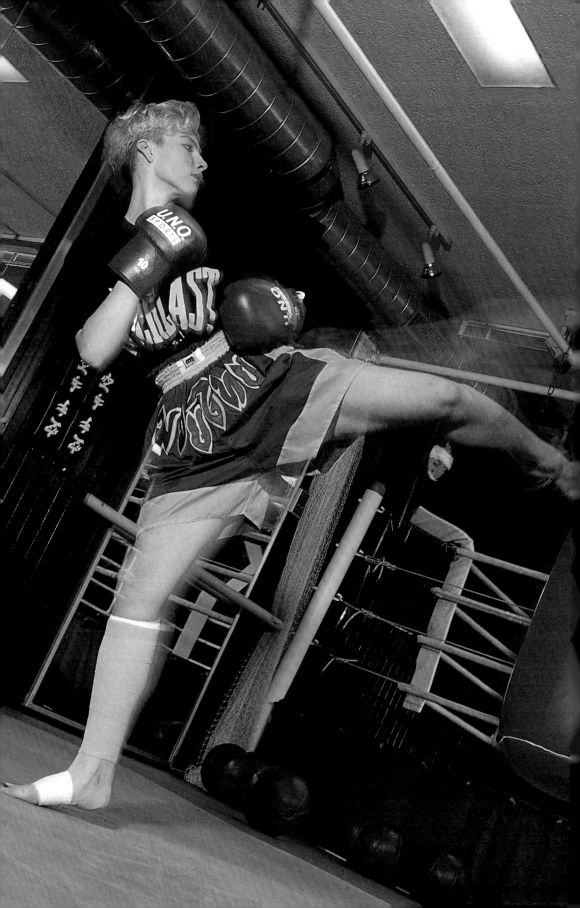

Tapeverband für das obere Sprunggelenk (Standardverband)

Anwendungsgebiete

– mittelschwere Distorsion im oberen Sprunggelenk
– Überdehnung oder Teilruptur des Lig. calcaneofibulare
  bei erhaltener Gelenkstabilität
– Einrisse der Gelenkkapsel
– sogenannter Fußballerknöchel (Kompressionssyndrom
  infolge permanenter Überlastung an der Ventralseite
  des oberen Sprunggelenkes)
– Überdehnung des Lig. deltoideum

Gegenanzeigen

– frische Verletzungen in der hämorrhagischen Phase
– nicht gesicherte Diagnosen
– komplette Bandrupturen
– knöcherne Bandausrisse
– Frakturen
– Subluxationen und Luxationen
– massive Hämatome und Ödeme

Anwendungshinweise

Verschalung und Syndesmosen-Tour ohne Zug anbringen, Verschalung des Vorfußes semi-zirkulär unter
Belastung. Auf Faltenfreiheit achten. Sollte der Verband
im Bereich des Vorfußes zu eng sein, schneidet man
alle Schichten des Verbandes über dem Metatarsale II in
Richtung Tibia ca. 4 bis 5 cm ein und verschalt noch-
mals die Stelle unter voller Belastung mit semi-zirkulären
Streifen. Salbenauflagen können problemlos unter dem
Tapeverband angebracht werden. In diesem Fall ist
jedoch mit geringerer Stabilität und kürzerem Zeitintervall
bis zum nächsten Wechsel zu rechnen.

Anwendungsdauer

Ohne Unterzug (zur Prävention) nur für die Dauer der
Belastung. Mit Unterzug aus Hypolastic oder Idealplast
eignet sich der Tapeverband sehr gut als Langzeit-
verband mit einer Liegedauer von ca. 2 bis 5 Tagen.

Hinweise

Der Verband ist korrekt angelegt, wenn:

- keine Durchblutungsstörungen auftreten (leichte livide Verfärbung der Zehen bei hängendem Unterschenkel ist bei einem gut angelegten Verband kein beunruhigendes Zeichen, wenn anschließend die Verfärbung bei Hochlagerung oder Belastung verschwindet),
- keine Sensibilitätsstörungen auftreten,
- der Patient bei Belastung das Gefühl hat, in einem festen Schuh zu sein, ohne jedoch Druckstellen zu verspüren.

Verbandmaterial

Omnitape 3,75 cm breit, als Unterzug Hypolastic oder Idealplast jeweils 8 cm breit.

Vorbereitung

Reinigen der Haut, falls erforderlich Entfetten mit Wundbenzin. Rasur der Körperbehaarung bei Verwendung von Idealplast als Unterzug.

Anlegen des Verbandes im Liegen. Der Patient hält aktiv den Fuß 90° zum Unterschenkel in leichter Pronation. Für ein freies Arbeiten wird eine Schaumstoffrolle oder ein Volkmann-Bänkchen unter den Unterschenkel gelegt. Die Schmerzgrenze ist zu respektieren, gegebenenfalls erfolgt eine passive Unterstützung der Fußstellung. Das Anlegen des gesamten Verbandes erfolgt absolut faltenfrei.

Nebenwirkungen

Selten Überempfindlichkeitsreaktionen bei Verwendung von Idealplast (Juckreiz unter dem Verband), Gefäß- und Nervenläsionen bei zu engem Verband.

Hinweise für Patienten

Aufklärung des Patienten über Nebenwirkungen, besonders bei Belastungen. Je nach Art und Schwere der Verletzung ist leichtes Training, wie z. B. Radfahren und eine Belastung bei normalen Arbeiten möglich.

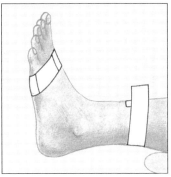

1 Anbringen der Ankerstreifen aus Omnitape 3,75 cm distal, über den Zehengrundgelenken semi-zirkulär; proximal ca. eine Handbreit über dem Sprunggelenk semi-zirkulär oder zirkulär ohne Zug.

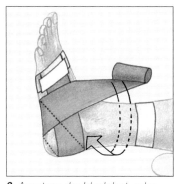

2 Ansetzen der Idealplast- oder Hypolastic-Binde auf dem distalen Anker. Die Binde wird unter dosiertem Zug um die Medialseite der Ferse geführt und läuft über die laterale Fußkante in Richtung des Sprunggelenkes.

Ankerstreifen ohne Zug anbringen.

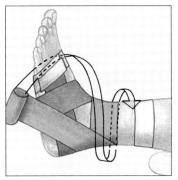

3 Die Binde wird 1 1/2 mal um das Sprunggelenk gewickelt und umfaßt dann, unter Betonung der Pronation, die Ferse von lateral; läuft über den medialen Fußrand spiralförmig zum proximalen Anker.

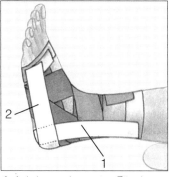

4 Anbringen des ersten Zügels U-förmig von medial nach lateral unter Betonung der Pronation. Der zweite Zügel verläuft ebenfalls U-förmig von der medialen Seite des distalen Ankers zur lateralen Seite des distalen Ankers.

Pronation betonen.

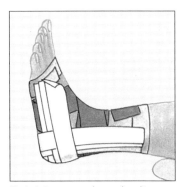

5 Anbringen von je zwei weiteren Zügeln parallel der ersten beiden Zügel, jeweils um 1/2 Bandbreite versetzt. Alle Zügel werden unter leichtem Zug zuerst an den Ankern angeheftet und dann auf ihrer gesamten Länge anmodelliert.

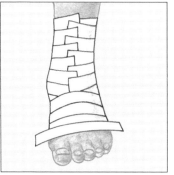

6 Anlegen der Verschalungs-streifen bis zum Sprunggelenk. Distal des Sprunggelenkes wird semi-zirkulär verschalt, erst plantar, dann unter Belastung von dorsal. Alle Verschalungsstreifen werden ohne Zug angelegt.

Verschalungsstreifen ohne Zug anlegen; anschließend Syndesmosen-Tour ohne Zug anbringen.

49

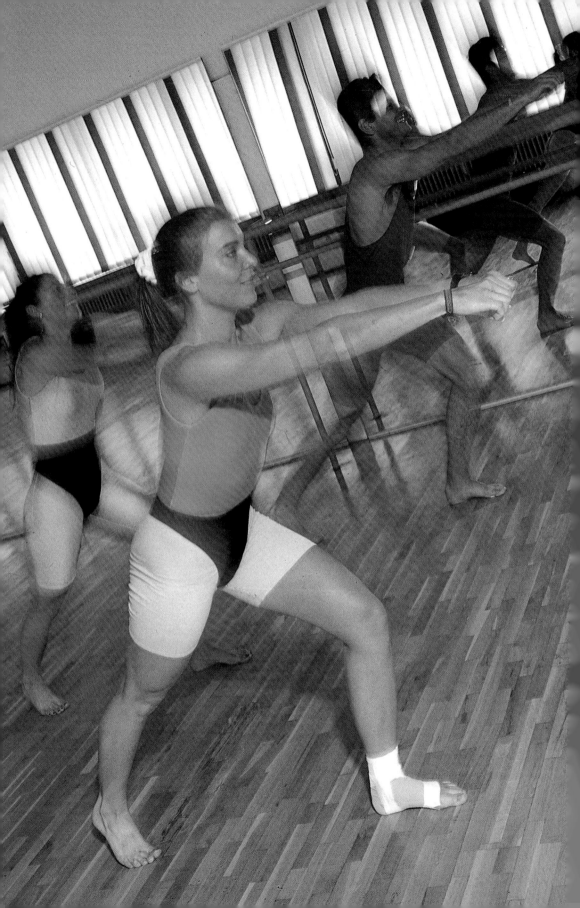

Tapeverband für das Lig. fibulotalare anterius (3-Streifen-Verband)

Anwendungsgebiete

– Zerrung
– Überdehnung mit Mikroeinrissen
– Teilruptur bei erhaltener Gelenkstabilität
– bei Ruptur sowie bei konservativer oder operativer
  Behandlung nach Gipsabnahme
– prophylaktisch vor Training und Wettkampf

Gegenanzeigen

– frische Verletzungen
– massive Hämatome oder Ödeme
– Begleitverletzung des Innenbandes am oberen Sprunggelenk
– Frakturen
– Subluxationen und Luxationen
– unklare Diagnosen

Anwendungshinweise

Dieser Verband ist einfach anzulegen und eignet sich gut
für isolierte Schädigungen des Lig. fibulotalare anterius.
Auch zur Prophylaxe vor Training und Wettkampf ist
der Verband angezeigt. Versierte Sportler können sich
den Verband unter Anleitung selbst für die Dauer der
Belastung anlegen. Beim präventiven Verband wird kein
Unterzug verwendet.

Anwendungsdauer

Bei therapeutischer Indikation, je nach Lockerung des
Tapeverbandes, 4 bis 6 Tage; als präventiver Ver-
band nur für die Dauer der Belastung, maximal wenige
Stunden.

Hinweise

Der Verband ist korrekt angelegt, wenn:

– eine aktive oder passive Supination nur erheblich eingeschränkt möglich ist,
– bei Belastung keine Schmerzen auftreten,
– keine Anzeichen einer Durchblutungsstörung auftreten,
– keine Anzeichen einer Nervenkompression vorhanden sind.

Verbandmaterial

Idealplast oder Hypolastic 8 cm breit als Unterzug.
Omnitape 3,75 cm breit.

Vorbereitung

siehe Standardverband.

Nebenwirkungen

siehe Standardverband.

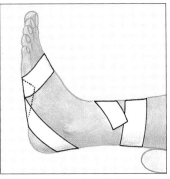

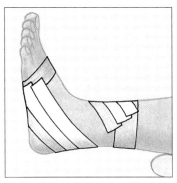

Anker analog dem Standardverband anbringen; Zügel unter
leichtem Zug mit Betonung
der Pronation anlegen.

1 Der erste Zügel verläuft von
plantar zur lateralen Seite des proximalen Ankers. Den Zügel zuerst
am distalen Anker anheften, dann
die Pronation betonen und den
Zügel zum proximalen Anker führen
und anheften. Zügel anmodellieren.

2 Parallel zu dem ersten Zügel
verlaufen zwei weitere Zügel, um
jeweils 1/2 bis 2/3 Bandbreite
versetzt. Anlegen wie bei Bild 1.

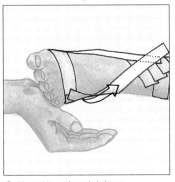

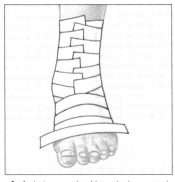

Leichte Supinationsstellung
durch den sogenannten
Korrekturzügel ausgleichen.

3 Korrektur einer leichten
Supinationsstellung durch sogenannten Korrekturzügel. Er verläuft, ausgehend von der
medialen Seite des proximalen
Ankers, steigbügelartig um
das Fersenbein.

4 Anbringen der Verschalung und
der Syndesmosen-Tour.

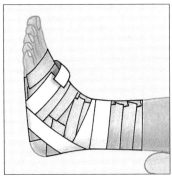

Verschalungsstreifen ohne Zug
und im Bereich des
Vorfußes semi-zirkulär anlegen.

5 Verschalung und Syndesmosen-
Tour analog dem Standardverband.

53

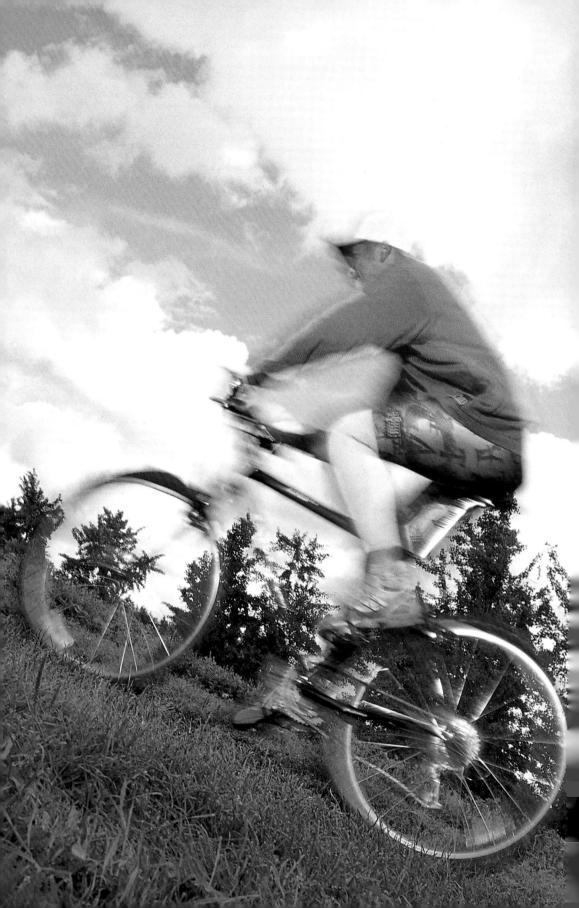

Tapeverband für das Kniegelenk

Anwendungsgebiete

– Zerrung und Überdehnung der Seitenbänder
– Distorsion mit kleinen Einrissen der Seitenbänder
– Meniskuszerrung
– Kontusion
– leichte Instabilität im Kniegelenk, z.B. infolge
  atrophischer Muskulatur

Der hier beschriebene Tapeverband bezieht sich auf eine laterale Verletzung bzw. Instabilität. Bei Indikationen im medialen Bereich können die tragenden Zügel analog an der Medialseite angebracht werden. Auch ein beidseitiges Anbringen ist bei diffusen Distorsionen möglich.

Gegenanzeigen

– Band-Teilrupturen mit Instabilität
– Bandrupturen
– Meniskuseinrisse
– knöcherne Verletzungen
– Hämarthros (blutiger Gelenkerguß)
– Kniegelenksergüsse (Reizergüsse)

Anwendungshinweise

Anlegen ohne Unterzug. Aufgrund der kräftigen Beinmuskulatur und der großen Hebelkräfte, die durch Ober- und Unterschenkel auf das Knie ausgeübt werden, ist durch einen Tapeverband keine so große Entlastung der Bänder, wie z.B. am Sprunggelenk, möglich. Die Indikation für einen Tapeverband sollte daher am Knie besonders streng gestellt werden. Bei mittelschweren und schweren Traumata ist einer primären Immobilisation bzw. einer funktionellen Behandlung mit orthopädischen Bewegungsschienen der Vorzug zu geben. Unter physiotherapeutischer Betreuung sind mit dem Verband alle Übungen und Trainingsformen unter Berücksichtigung des Krankheitsbildes möglich.

Anwendungsdauer

Je nach Lockerung des Tapeverbandes und entsprechend den Beschwerden bis zu 8 Tagen. Regelmäßige Kontrollen erforderlich.

Hinweise

Der Verband ist korrekt angelegt, wenn:

– keine Durchblutungsstörungen auftreten,
– keine Sensibilitätsstörungen auftreten,
– Beugen und Strecken im Kniegelenk möglich sind.

Verbandmaterial

Idealplast 8 cm oder 10 cm breit, Omnitape 3,75 cm oder 5 cm breit.

Vorbereitung

Bei Männern Rasur, sorgfältiges Entfetten der Haut. Der Verband wird im Stehen bei entspannter Muskulatur angelegt. Leichte Beugung im Kniegelenk, z.B. durch Erhöhung der Ferse um ca. 3 cm mit einer geeigneten Unterlage.

Nebenwirkungen

Hautirritationen durch zu starken Zug, Überempfindlichkeitsreaktionen der Haut, Durchblutungsstörungen durch zu eng angelegte Verschalung, Sensibilitätsstörungen durch Nervenkompression.

Hinweise für Patienten

Aufklärung des Patienten über mögliche Gefahren. Bei anhaltenden Beschwerden Ersatz des Tapeverbandes durch entsprechende Schienen.

Anker und Zügel sichern;
Ferse leicht erhöhen.

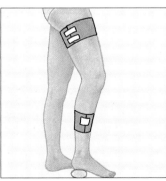

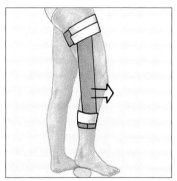

1 *Anbringen des proximalen, zirkulären Ankers aus Idealplast im oberen Drittel des Oberschenkels. Der distale Anker wird in gleicher Weise im unteren Drittel des Unterschenkels angebracht. Sichern der Enden mit Omnitape.*

2 *Der erste Zügel aus Idealplast verläuft unter Zug vom proximalen zum distalen Anker. Sichern der Enden mit einem oder zwei Omnitape-Streifen.*

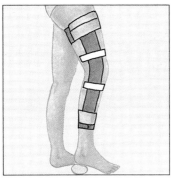

3 Der Zügel wird auf Höhe des Gelenkspaltes in Richtung Patella gezogen und entsprechend der Achse von Ober- und Unterschenkel fixiert.

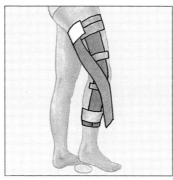

4 Der zweite Zügel aus Idealplast verläuft von der dorsalen Seite des proximalen Ankers unter Zug lateral über das Kniegelenk, umfaßt spiralförmig den Unterschenkel und endet am distalen Anker. Sichern beider Enden mit Tapestreifen.

Zweiten Zügel am Unterschenkel spiralförmig anbringen.

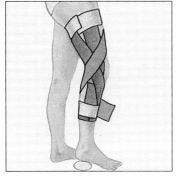

5 Ein dritter Zügel verläuft, beginnend am ventralen Oberschenkel, seitenverkehrt zum zweiten Zügel, ebenfalls unter Zug.

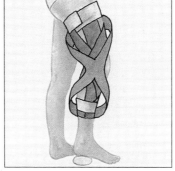

6 Ein beidseitig längsgeschlitzter Zügel wird längs der lateralen Knieseite angelegt. Beide proximalen Enden verlaufen an der Innenseite des Oberschenkels unter Zug zum proximalen Anker. Analog dazu die beiden distalen Enden.

Zügel unter Zug anlegen.

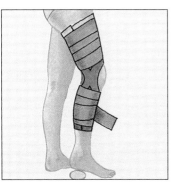

7 Zirkuläres Verschalen mit Idealplast-Binden von Ober- und Unterschenkel bei voll angespannter Muskulatur.

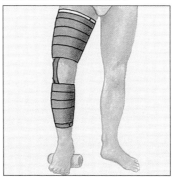

8 Ansicht von vorne. Bei entsprechender Indikation können die Zügel aus den Abbildungen 2 bis 6 an der Innenseite angebracht werden. Auch beidseitiges Tapen ist möglich.

Bei voll angespannter Muskulatur verschalen.

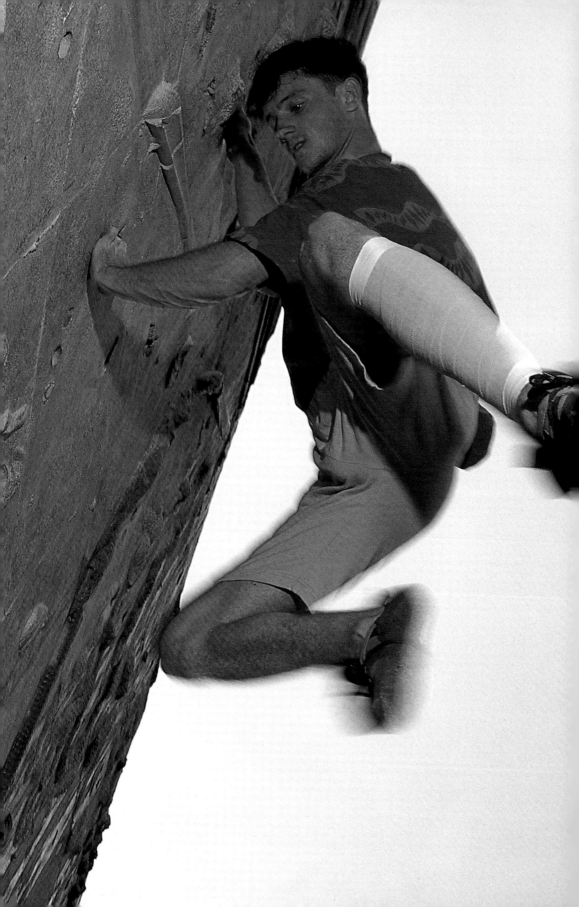

Tapeverband für die Wadenmuskulatur

Anwendungsgebiete

– Muskelzerrung
– Muskelüberdehnung
– Muskelfaserbündelrisse

Gegenanzeigen

– komplette Muskelrisse
– große Muskelbündelrisse
– ausgedehnte Hämatome
– Muskelquetschungen
– frische Verletzungen, wenn Hämatome zu erwarten sind
– Kompartmentsyndrom
– Myositis
– Myogelose

Anwendungshinweise

Aufsteigende Zügel verlaufen alle von distal nach proximal, gegebenenfalls Taperolle in die andere Hand nehmen. Absteigende Zügel verlaufen alle von proximal nach distal. Verletzte Stelle markieren; symmetrisch tapen, d.h. die Schnittpunkte der Zügel verlaufen entlang der Mittellinie des Unterschenkels. Zügel unter gleichmäßigem Zug semi-zirkulär anlegen. Verschalen des Verbandes unter Belastung. Bei Varizen zuerst Kompressionsverband von den Großzehengrundgelenken bis zum Knie anstatt der Verschalung anlegen.

Anwendungsdauer

Je nach Lockerung des Tapeverbandes ca. 4 bis 8 Tage. Regelmäßige Kontrollen erforderlich.

Hinweise

Der Verband ist korrekt angelegt, wenn:

– am Fuß keine Stauungszeichen auftreten,
– keine Sensibilitätsstörungen auftreten
  (Kompression des N. peroneus!),
– bei Belastung keine Schmerzen vorhanden sind.

Verbandmaterial

Omnitape 3,75 cm breit, Hypolastic 8 cm breit, eventuell Peha-haft als Unterzug.

Vorbereitung

Der Tapeverband wird in Bauchlage und Spitzfußstellung angelegt. Zur Unterstützung des Spitzfußes Schaumstoffrolle oder Volkmann-Bänkchen unter den Vorfuß legen. Auf richtige Achse des Fußes achten (keine Supination oder Pronation). Bei Verwendung von Hypolastic als Unterzug eventuell Rasur des Unterschenkels. Auf Schmerzfreiheit achten. Verschalung des Verbandes im Stehen, d.h. unter voller Muskelanspannung.

Nebenwirkungen

Fußödeme, Überempfindlichkeitsreaktionen der Haut, Hautirritationen, Sensibilitätsstörungen bei zu eng angelegten Verbänden, Schmerzen durch falsche Anlegetechnik (nicht symmetrisch oder zu nahe an die Verletzung getapt).

Hinweise für Patienten

Aufklärung des Patienten über mögliche Komplikationen. Vermeidung von sportlichen Belastungen in den ersten Tagen; anschließend nur leichtes Training unter physiotherapeutischer Betreuung, je nach Schwere der Verletzung.

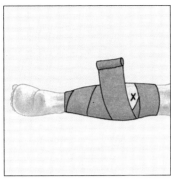

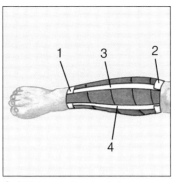

Verletzte Stelle markieren
und Markierung auf Unterzug
übertragen.

1 Markieren der verletzten
Stelle, Wickeln des Unterzuges aus
Hypolastic oder Peha-haft von
distal nach proximal unter dosiertem Zug. Die letzten Touren decken
die Verletzung ab. Übertragen
der Markierung auf den Unterzug.

2 Anbringen der vier Anker
proximal des Sprunggelenkes,
distal des Knies semi-zirkulär
sowie medial und lateral der Tibia.

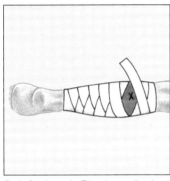

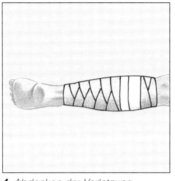

Aufsteigende Zügel verlaufen
alle von distal nach proximal
zwischen Anker 3 und Anker 4,
absteigende Zügel von proximal nach distal; gegebenenfalls Taperolle in die andere
Hand nehmen.

3 Aufsteigende Zügel von distal
nach proximal, sich kornährenförmig
überkreuzend, bis ca. 2 Finger
breit unterhalb der Verletzung.
Absteigende Zügel von proximal
nach distal. Anbringen sämtlicher
Zügel unter gleichmäßigem Zug.

4 Abdecken der Verletzung
durch querverlaufende Tapezügel
mit geringem Zug.

Verschalungen unter voll
angespannter Muskulatur
anlegen.

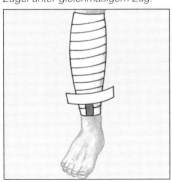

5 Verschalen des Verbandes im
Stehen mit Omnitape semi-zirkulär
von dorsal und ventral ohne Zug.
Alternativ mit Hypolastic oder
Idealplast zirkulär mit dosiertem
Zug.

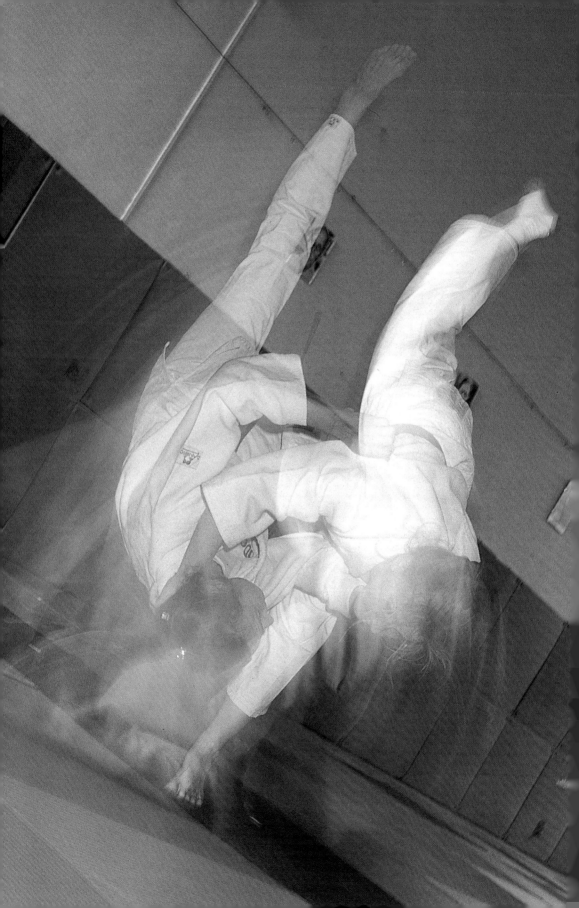

Tapeverband
für die Achillessehne

Anwendungsgebiete

– Reizzustände am Muskel-Sehnenübergang
– Schmerzen des Sehnenansatzes am Fersenbein
  infolge Dauerüberlastung
– Peritenditis
– Achillessehnennaht nach entsprechender Ruhig-
  stellung in später Nachbehandlungsphase

Gegenanzeigen

– Sehnenruptur, auch Teilruptur
– Sehnenquetschungen
– ausgeprägte Hämatome
– großflächige Wunden im gesamten Unterschenkel-
  bereich
– ausgeprägte Varizen
– ausgeprägte Adipositas

Anwendungshinweise

Möglichst großflächig tapen; geschlitzte Zügel ohne
Zug anlegen. Bei einer Varikosis kann eventuell über den
Tapeverband anstelle einer Verschalung ein Kompressionsverband (von den Zehengrundgelenken bis unterhalb des Knies) angelegt werden. Verschalung nur
im Stehen unter voller Muskelanspannung anlegen. Bei
empfindlicher Haut Unterzug aus Hypolastic oder, mit
geringen Einbußen in der Stabilität, Unterzug aus Peha-
haft. Zur Verbesserung der Entlastung kann der Patient
zusätzlich Schuhe mit leicht erhöhten Absätzen tragen.

Anwendungsdauer

Je nach Lockerung des Tapeverbandes und der Stabilität
4 bis 7 Tage. Regelmäßige Kontrollen alle 2 bis 3 Tage.

Hinweise

Der Verband ist korrckt angelegt, wenn:

– keine Durchblutungs- oder Nervenschäden auftreten,
– der Patient uneingeschränkt gehen kann,
– der Patient beim Gehen das Gefühl verspürt, bei jeder
  Entlastung „ziehe ihm etwas seine Ferse nach oben".

Verbandmaterial

Hypolastic oder Peha-haft als Unterzug; Idealplast 8 cm
oder 10 cm breit, Omnitape 3,75 cm breit.

Vorbereitung

Der Verband wird in Bauchlage und Spitzfußstellung an-
gelegt. Unter den Vorfuß am besten ein Volkmann-
Bänkchen o.ä. legen. Auf richtige Fußstellung achten
(Supination vermeiden). Gegebenenfalls Rasur des
Unterschenkels (erübrigt sich, wenn Peha-haft als Unter-
zug verwendet wird).

Nebenwirkungen

Verstärkung der Beschwerden bei fortdauernder Überlastung, Sensibilitätsstörungen aufgrund starker
Kompression oberflächlicher Nerven, venöse Abflußstauung.

Hinweise für Patienten

Aufklärung des Patienten. Vermeidung von sportlichen
Belastungen, wie z.B. Laufen. Leichtes Training,
wie z.B. Fahrradfahren, ist innerhalb der Schmerzgrenze
möglich.

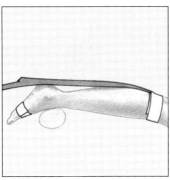

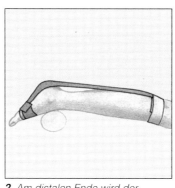

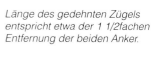

Länge des gedehnten Zügels entspricht etwa der 1 1/2fachen Entfernung der beiden Anker.

1 *Anlegen der Ankerstreifen unterhalb des Kniegelenkes und oberhalb der Zehengrundgelenke semizirkulär. Ein 8 cm oder 10 cm breiter Zügel wird am proximalen Anker großflächig befestigt.*

2 *Am distalen Ende wird der gedehnte Zügel bis zum Anker geschlitzt, das mediale Teil abgeschnitten. Mit dem lateralen Anteil wird das Zügelende auf dem Anker zirkulär ohne Zug fixiert.*

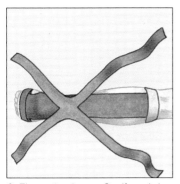

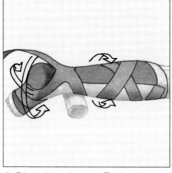

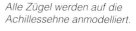

Alle Zügel werden auf die Achillessehne anmodelliert.

3 *Ein ca. 1 m langer Streifen wird von beiden Seiten etwa im Verhältnis 1/3 zu 2/3 der Länge nach geschlitzt, so daß ein ca. 5–10 cm breiter Steg bleibt. Dieser wird über der Achillessehne, mit den langen Enden nach proximal, aufgelegt.*

4 *Die beiden langen Enden des geschlitzten Zügels, den Unterschenkel spiralförmig umfassend, werden zum proximalen Anker gewickelt. Analog dazu verlaufen die kurzen Enden, die Ferse umfassend, spiralförmig um den Vorfuß.*

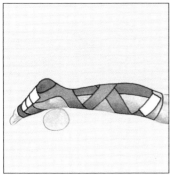

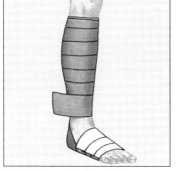

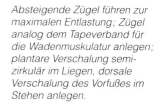

Absteigende Zügel führen zur maximalen Entlastung; Zügel analog dem Tapeverband für die Wadenmuskulatur anlegen; plantare Verschalung semizirkulär im Liegen, dorsale Verschalung des Vorfußes im Stehen anlegen.

5 *Alle Enden werden mit Omnitape-Streifen gesichert. Der Patient kann nun das Bein belasten. Wird eine maximale Entlastung gewünscht, kann der Muskel durch einige absteigende Tapezügel verkürzt werden.*

6 *Anbringen der Verschalung entweder semi-zirkulär mit Omnitape oder, wie hier dargestellt, zirkulär mit einem elastischen Klebeverband (Idealplast oder Hypolastic). In jedem Fall wird die Verschalung unter voller Muskelanspannung angelegt.*

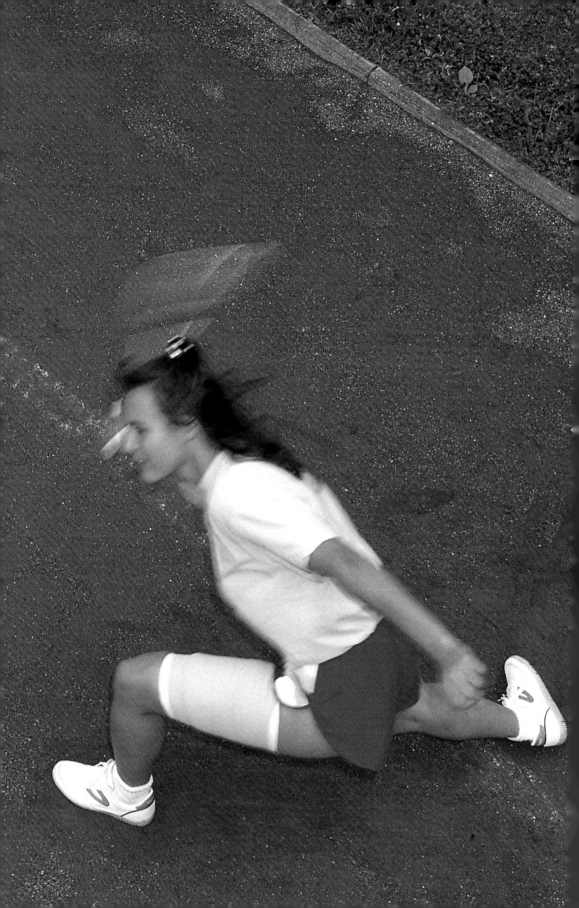

Tapeverband für die Oberschenkelmuskulatur

Anwendungsgebiete

– Zerrung des Musculus quadriceps femoris
– Überdehnung des Musculus quadriceps femoris
– Faserbündelriß des Musculus quadriceps femoris

Gegenanzeigen

– komplette Muskelrisse
– ausgedehnte Hämatome
– subfasciale Hämatome
– Muskelquetschungen
– frische Verletzungen
– große Muskelhernien
– Muskelschmerzen unklarer Genese
– Varizen
– bekannte Überempfindlichkeit gegen Zinkoxid-
  Kautschuk-Kleber

Anwendungshinweise

Der Verband wird ohne Unterzug angelegt. Bei adipösen Patienten kann der Verband aufgrund der starken Haut-verschiebbarkeit seine Funktion nicht entfalten. Der Ver-band ist großflächig anzulegen. Bei einer Varikosis kann eventuell ein Kompressionsverband von den Großzehen-grundgelenken bis einschließlich Oberschenkel über den Tapeverband angelegt werden.

Anwendungsdauer

Je nach Lockerung des Tapeverbandes oder der Beschwerden bis zu 8 Tagen. Regelmäßige Kontrollen sind erforderlich.

Hinweise

Der Verband ist korrekt angelegt, wenn:

- keine Sensibilitätsstörungen auftreten,
- keine Durchblutungsstörungen auftreten,
- bei normaler Belastung keine oder nur geringe
  Beschwerden bestehen.

Verbandmaterial

Omnitape 2 cm oder 3,75 cm breit, Idealplast 8 cm oder
10 cm breit, je nach Oberschenkelumfang.

Vorbereitung

Bei Männern ist in jedem Fall eine Rasur des Oberschenkels erforderlich. Anschließend sorgfältiges Entfetten der Haut mit Wundbenzin. Der Verband wird
im Stehen angelegt.

Nebenwirkungen

Hautschäden durch zu starken Zug, venöse und
arterielle Durchblutungsstörungen, Nervenläsionen durch
Kompressionen. Schmerzen bei Belastung durch
falsche Anlegetechnik.

Hinweise für Patienten

Aufklärung des Patienten über die Komplikationen.
Leichtes Training und normale Arbeitsbelastung sind
möglich.

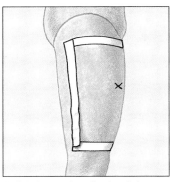

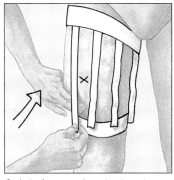

Seitliche Anker und Zügel mit starkem Zug unter Anheben der Muskulatur am distalen Anker fixieren und sichern.

1 Anbringen des distalen Ankers ca. 3 Finger breit über der Patella; der Anker wird proximal so weit wie möglich angebracht. Beide Anker sind semi-zirkulär. Lockeres Anheften von zwei Ankern medial und lateral des Oberschenkels.

2 Anheften von 2 cm breiten, längsverlaufenden Zügeln in gleichmäßigen Abständen. Diese Zügel werden am proximalen Anker mit einem Streifen gesichert. Anschließendes Fixieren aller Zügel sowie der beiden vertikalen Anker.

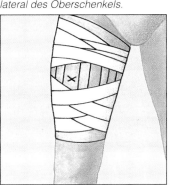

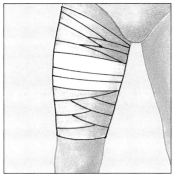

Auf- und absteigenden Zügel unter sehr starkem Zug symmetrisch anlegen.

3 Aufsteigende Zügel aus 3,75 cm breitem Omnitape bis ca. 2 Finger breit unterhalb der Verletzung. Analog dazu absteigende Zügel. Alle diese Zügel beginnen bzw. enden an den beiden längsverlaufenden Ankern.

4 Die verletzte Stelle, die sich jetzt deutlich hervorwölbt, wird mit querverlaufenden Streifen unter leichtem Zug abgedeckt.

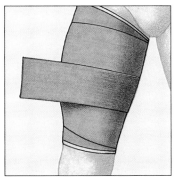

Verschalung unbedingt unter voller Muskelanspannung anbringen.

5 Verschalung des Verbandes zirkulär mit Idealplast. Beginnend am distalen Anker wird der Oberschenkel in Spiraltouren umwickelt. Die verletzte Stelle wird mit der letzten Tour abgedeckt.

Literatur

Hess H.:
Sportverletzungen, 5, Luitpoldwerk, München, o. J.

Montag H. J., Asmussen P. D.:
Taping-Seminar, 1, Perimed Verlag, Erlangen, 1988

Peterson L., Renström P.:
Verletzungen im Sport, 2, Deutscher Ärzteverlag, Köln, 1987

Reifferscheid M.:
Chirurgie, 4, Georg Thieme Verlag, Stuttgart, 1977

Rohen J. W., Yokoshi C.:
Der Körper des Menschen, 2,
Schattauer Verlag, Stuttgart, 1988

Wegener U.:
Sportverletzungen, 1, Schlüterscher Verlag, Hannover, 1993